VADE-MECUM

DE

L'ÉLECTRO-HOMŒOPATHIE

SEPTIÈME ÉDITION

POUR LES PEUPLES

DES DEUX HÉMISPHÈRES

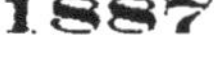

ASNIÈRES

TYPOGRAPHIE L. BOYER ET Cie

1887

VADE-MECUM

DE

L'ÉLECTRO-HOMŒOPATHIE

SEPTIÈME ÉDITION

POUR LES PEUPLES

DES DEUX HÉMISPHÈRES

ASNIERES

TYPOGRAPHIE L. BOYER ET Cie

1887

Au moyen de peu de centimes par jour toute personne, qui possède le sens commun, peut se soigner toute seule, même des maladies qui ont été déclarées, jusqu'à cette époque, incurables.

Un globule qui coûte un centime suffit pour le traitement d'une journée. Il faut dissoudre le globule du remède qui est indiqué pour la maladie que l'on traite dans un litre d'eau ou de vin, il faut boire ce litre de liquide à petites gouttes pendant la journée, avant et après les repas ; on peut boire cette dilution aussi lorsqu'on mange. Voilà ce qui est essentiel pour un traitement. Les bains, les compresses, les clystères, les gargarismes et les onctions complètent le traitement et servent à accélérer la guérison.

Supposé que le plus grand bien pour les hommes consiste dans la santé et dans la vie, le Comte César Mattéi, par son Electro-homœopathie, a donné au monde la plus utile des trouvailles qui ont été faites jusqu'à nos jours.

QU'EST-CE QUE C'EST QUE L'ÉLECTRO-HOMŒOPATHIE ?

L'Electro-homœopathie est une médecine qui n'est pas palliative, comme la médecine officielle, laquelle feint la guérison, mais ne guérit pas.

Au contraire de l'Allopathie, l'Electro-homœopathie est une matière médicamenteuse qui change les conditions du sang et guérit l'organisme ; par conséquent elle peut guérir toutes les maladies qui ont été déclarées, jusqu'à notre époque, incurables.

La trouvaille du Comte Mattei, ce bienfait mondial n'est pas tel seulement parce qu'il peut changer l'organisme et assainir les incurables, mais c'est le plus grand bienfait imaginable, parce que chacun peut se soigner tout seul au moyen de peu de centimes par jour, comme nous allons le démontrer ci-après.

Le corps vit de sang et de lymphe, agents qui mêlés ensemble, de diverses manières, font vivre en donnant l'existence et des formes différentes à l'homme.

Si la lymphe est viciée, elle génère une maladie lymphatique ; si c'est le sang qui est vicié, alors il s'agit d'une maladie angioïtique. Dans les grandes infirmités, comme le cancer, la lymphe et le sang sont viciés tous les deux.

Toutes les maladies de quelque forme et gravité qu'elles soient, comme les maladies des nerfs, des muscles, des veines, des artères, des os, des tendons, des cartilages, etc., sont nécessairement des maladies du sang et de la lymphe.

D'après ces principes, ce qui en médecine a été jusqu'à nos jours empirique, devient rationnel. Et le diagnostic, c'est-à-dire la conn aissance de la maladie tirée de ses symptômes et de l'examen de ses causes, selon de tels principes, est facile à être fait.

Parce que si vous souffrez de palpitations au cœur, de vertiges, de rougeur au visage et aux mains, d'hémorrhoïdes et spécialement de constipation; si vous avez les extrêmités froides, si vous souffrez de fourmillement aux artères ; si vous souffrez de toutes ces incommodités ou de quelques-unes d'entre elles, cela signifie que vous avez un vice dans le sang, à savoir que la circulation est viciée et qu'un tel vice génère un efflanquement des vases, de l'inertie dans les valvules, perte de sang ou stérilité, digestion irrégulière, pas d'appétit, etc. ; toutes ces incommodités, même de formes opposées, de gravité plus ou moins intense, proviennent toujours de la seule corruption qui se trouve dans le sang ; et qu'un seul remède, l'Antiangioïtique, corrige et guérit.

L'action de l'Antiangioïtique sur le sang est si certaine qu'elle domine les altérations de formes tout à fait opposées, comme par exemple: la stérilité et la métrorrhagie.

La raison d'une si grande vertu de l'Antiangioïtique sied en cela : que soit la stérilité, soit les pertes (métrorrhagie) et toute autre forme que ce soit de maladies provenant de la circulation, n'ont qu'une seule cause ; c'est-à-dire un seul vice du sang.

L'Antiangioïtique (et les autres remèdes Electro-homœopathiques) par leur action bienfaisante sur le sang et sur la lymphe font une contre-preuve aux diagnostics.

Si le bon effet se produit aussitôt le remède administré, et si l'amélioration continue, cela veut dire que le remède est convenable pour dominer la maladie. Si au contraire, l'action du remède tarde à se manifester, cela veut dire que le diagnostic est fautif, par conséquent le choix du remède est aussi erroné.

Il arrive quelquefois que les causes des maladies sont si cachées, que l'on n'en a pas le doute le plus éloigné. On conte que l'un des professeurs de l'Université de Bologne, qui avait écrit plusieurs volumes sur l'anévrisme, mourut subitement de cette maladie sans s'être jamais douté d'en être affecté.

Si tous ou quelques-uns des symptômes marqués ci-dessus, pour le traitement au moyen de l'Antiangioïtique, ne sont pas ceux que vous ressentez, alors votre maladie provient de la corruption de la lymphe, et toutes les maladies qui proviennent de la lymphe corrompue seront domptées par les Antilymphatiques ; on devra faire usage aussi des Antiscrofuleux pour les altérations moindres de la lymphe et des Anticancéreux pour les grandes altérations comme le cancer.

La médecine légale décrit 1,100 formes de cancers et n'en sait pas guérir un seul. Que le cancer soit spongieux, fibreux ou gélatineux, qu'il se présente sous la forme de squirrhe, de sarcome, de leucome, de carcinome, qu'il soit jugé néoplasme, hétéroplastique ou toute autre sentence de mort douloureuse, cela n'intéresse pas le malade ; il paraît qu'au moyen de ces épouvantables mots (selon la coutume chinoise) on prétend effrayer le cancer. Il est étrange de voir qu'au milieu du grand mouvement de notre belle civilisation, on s'est occupé seulement de ce qui est accessoire et non pas de ce qui est principal, qui consiste, comme tout le monde le sait, à guérir; on a fait des fatigues et des études énormes pour décrire et classifier une maladie que l'on ne peut, ni ne sait guérir.

Tous les 1,100 noms, qui font épouvante, se réduisent pour l'Electro-homœopathie à un seul — le cancer, — c'est-à-dire une suprême corruption du sang qui se manifeste, dans la plupart des cas, sous la forme d'une tumeur ; une telle corruption augmente toujours et ne s'arrête jamais, jusqu'au moment ou elle forme la plaie. Le traitement du cancer pour les allopathes consiste dans l'opération ou la coupure du produit ou de l'effet du sang corrompu, mais l'opération ne peut pas changer le sang et le cancer coupé se reproduit incessamment. L'électro-homœopathie a la vertu de changer ce sang corrompu, a la vertu de changer l'organisme et pour cette raison les 1,100 noms effrayants sont un seul — le cancer — que l'Electro-homœopathie guérit, d'autant plus aisément, moins la corruption du sang est avancée. — Même si le cas est désespéré, l'Electro-homœopathie vous fera toujours voir son influence bienfaisante, en diminuant tous les signes de la maladie, qui sont principalement, si la tumeur est fermée : la dureté plus ou moins lapidifiée, les morsures aiguës, l'être enraciné et fixé au fond; si la plaie est ouverte : la couleur noire ou de safran, les bords relevés et durs, une humeur qui peut avoir toutes les gradations de la couleur à partir de celle de l'eau jusqu'à celle de l'encre; les douleurs, la mauvaise odeur, etc, etc. C'est par l'effet de l'Antiscrofuleux 1, et de l'Antiangioïtique 3 que vous verrez changer peu à peu tous les susdits caractères de la maladie en cours, et cela même dans les cas les plus graves. Ce que vous obtiendrez toujours et dans tous les cas, c'est la cessation dela douleur.

La même farce que la médecine allopathique joue pour le cancer, elle la joue aussi pour le choléra. Ce sont des bacilles, dit une célébrité allopathique. Ce sont des microbes, dit une autre célébrité. Non pas, s'écrie une autre célébrité, on ne doit pas dire microbes, mais macrobes. Il y a quelqu'un qui soutient que le choléra consiste dans des *virgules;* quelqu'autre, que ce sont des *points et virgules;* qui prétend qu'il est apporté par les mouches; qui le considère comme contagieux; qui soutient qu'il a son siège dans l'air vif des montagnes: qui dans l'air lourd des vallées. Mais quelle science! Et le remède? Au milieu d'une si grande confusion, la science, quel remède nous donne-t-elle? Un seul médecin de campagne, un vieillard sicilien, le Docteur Forgerato, a donné, il y a deux ans, à Palerme, le remède contre le choléra. Le peuple reconnaissant accourait, avec le plus grand enthousiasme, chez lui; le peuple portait le bon vieillard aux cieux et voulait posséder sa photographie. Mais peu manqua que ce brave médecin ne fût emprisonné! Il dut prendre la fuite et aller en exil. Dans les journaux de Palerme, à l'époque du choléra, on lisait : « Le Chef de la Faculté Médicale, Monsieur le Docteur Albanese, s'est contenté pour ses prestations de neuf cent mille francs. Monsieur le Docteur Paternô, plus discret, s'est contenté de cinq cent mille francs pour fumigations. Que cette médecine légale, qui sait si bien doubler le fléau, soit bénie !

Je demande pardon de cette longue disgression et je retourne à l'argument principal de mon présent Vade-Mecum.

Je dois encore faire observer qu'il y a aussi des tempéraments mixtes et pour ceux-ci il faut faire usage des Antilymphatiques et des Antiangioïtiques alternés.

L'effet des remèdes est instantané, comme on voit dans les douleurs, dans les coliques, dans les dyssenteries, dans le choléra, dans le mal de mer, dans les évanouissements, dans les énivrements, etc.. en mettant un ou plusieurs globules dans la bouche d'Antiscrofuleux 1.

Le remède administré à petites doses et très souvent, chaque 5 minutes, produit des effets surprenants. Lorsqu'on prend plusieurs remèdes alternés, il faut abonder avec celui que l'on juge être le plus efficace. Ou bien (si l'on prend deux remèdes) durant toute la journée, on prendra d'abord celui qui est indiqué comme le plus nécessaire, sauf à prendre le second remède, celui qui est indiqué comme le moins important, lorsqu'on mange dans le vin à la dose de 6 ou 8 globules.

L'effet que les remèdes donnent pris intérieurement, le donnent aussi appliqués extérieurement, puisque soit l'intérieur, soit l'extérieur, sont un même sang, une même lymphe.

Tous les traitements peuvent être commencés

par l'Antiscrofuleux 1, pour la raison que la psore se trouve dans tous les corps, comme Hahnemann l'a démontré.

Vous ferez disparaître une douleur soit en administrant l'Antiscrofuleux 1 à l'intérieur, soit en l'appliquant extérieurement en compresses, onctions, bains, etc.

Si un remède Antilymphatique ne donne pas d'effet, on doit le substituer franchement par un Antiangioïtique, pour la raison que si la maladie ne se trouve pas dans la lymphe, elle doit être nécessairement dans le sang.

Tous les remèdes Electro-homœopathiques sont inoffensifs, comme on peut le constater en faisant avaler à un chien, à un chat ou à quelqu'autre animal, cent, mille globules. Un paysan ayant bu par méprise 100 gouttes d'Electricité blanche, tout d'un coup, fut délivré, en peu de temps, d'une arthrite qui le tourmentait depuis longtemps.

La diète est à volonté; seulement il faut s'abstenir des acides durant le traitement des maladies graves. On peut prendre les remèdes soit à sec, soit dans l'eau, ou dans le vin lorsqu'on mange.

On reconnaît le bon effet d'un remède par la diminution graduée des symptômes, de la maladie; à la disparition de tels symptômes la guérison sera complétement et durablement obtenue.

Il est nécessaire de se rappeler qu'un remède qui a une fois guéri un cas, ne les guérit pas tous infailliblement. C'est pour cela qu'il a fallu offrir une série de remèdes Anticancéreux, Antiscrofuleux, Antiangioïtiques.

L'Electro-homœopathie a principalement deux séries de remèdes: les Antilymphatiques et les Antiangioïtiques (Voir la liste des remèdes ci-après). Ces remèdes ont la vertu de chasser du sang les éléments corrompus, au moyen de sécrétions et de transpirations. Pour en donner une idée vulgaire, leur action est comme celle des aliments sur une personne affamée ; plus la personne qui a faim mange, plus son appétit diminue ; ainsi ces remèdes donnés à la qualité et à la dose convenables, chassent du corps de l'homme les causes des maladies, mais peu à peu, parce que le sang ne se change pas en peu de temps, mais bien dans un temps plus long ou plus court. selon que la corruption du sang est plus ou moins grave.

Il est utile de répéter ici que plus souvent l'effet des remèdes est exercé sur l'humeur que l'on veut corriger, plus promptement on arrive à la guérison,

En outre des Antilymphatiques et des Antiangioïtiques, l'Electro-homœopathie possède des Fébrifuges, des Pectoraux, des Vermifuges et un Antivénérien. Les effets particuliers à ces remèdes sont marqués ci-après.

L'Electro-homœopathie possède aussi cinq eaux électriques qui sont distinguées par des noms de couleurs et qui ont un effet vraiment électrique, comme tous ceux qui voudront, pourront voir. Ces Electricités végétales, positives et négatives, ont acquis une importance considérable après la découverte des Docteurs Chazarin et Dècle sur la polarité humaine, parce que, comme l'on verra ci-après, elles peuvent être appliquées rationnellement, et non plus empiriquement, au plus grand avantage de l'humanité, et ainsi donner les résultats bienfaisants qui n'ont jamais été obtenus au moyen de l'Électricité animale.

Les Électricités végétales sont :

Positives : La rouge. Négatives : La jaune.
La blanche. La verte.
La bleue.

Les Electricités ne soignent pas le sang comme les remèdes intérieurs; mais elles viennent en aide aux traitements intérieurs, si elles sont appliquées spécialement aux nerfs qui correspondent aux parties infirmes, comme il est indiqué ci après.

Doses

Pour le traitement intérieur la seconde dilution, c'est-à-dire un globule dissous dans un litre d'eau, est la plus efficace. On peut prendre aussi les remèdes à sec, un globule chaque heure environ, 10 à 12 globules par jour. Aux repas, on peut mettre 6 à 8 globules dans l'eau ou dans le vin. La diète, comme il a été déjà dit, à volonté.

Doses pour traitements extérieurs

Pour les injections, gargarismes, clystères, etc., 20 globules chaque verre de table d'eau.

Pour onctions, 5 globules chaque cuillerée d'huile ou d'eau.

Pour un bain grand, de 60 à 100 globules. Le bain grand peut être pris, à volonté, plus ou moins souvent, plus ou moins chaud, pour un temps plus ou moins long.

Les remèdes les plus efficaces pour les bains, onctions, gargarismes, clystères, compresses, etc., sont le Lord et l'Antiscrofuleux 3.

Alternatives

Lorsqu'on prend plusieurs remèdes, par exemple trois, on peut les alterner de plusieurs manières et comme l'on croit mieux et plus convenable. Ou l'on prend un des trois remèdes le premier jour de traitement, le second remède le second jour et le troisième remède le troisième jour de traitement.

Ou bien l'on prend l'un des trois remèdes à chaque troisième partie de la journée.

Mais la manière la plus efficace pour alterner trois remèdes, c'est de mettre un globule des trois remèdes séparés dans un litre d'eau et de boire, à petites gorgées, tantôt de l'un, tantôt de l'autre. Jusqu'à ce que l'eau se maintient saine, on peut la conserver, parce que le remède ne perd jamais de sa vertu.

L'effet des remèdes, comme il a été déjà dit, est instantané; ainsi après cinq minutes l'effet du premier remède est produit, et l'on peut aller à un autre remède, sans que l'un altère l'effet de l'autre.

Au moyen de 3 litres d'eau et de 3 globules, qui coûtent trois centimes, on peut soigner pendant plusieurs jours un entier hôpital; il est nécessaire de répéter encore une fois que pour obtenir de bons résultats, il faut administrer les remèdes à petites gorgées et très souvent.

Manière de traiter

On commence généralement tous les traitements par le numéro 1 de la série des Antilymphatiques et par le numéro 3 de la série des Antiangioïtiques.

Si le bon effet ne se fait pas voir, en peu de temps, c'est un signe que le remède choisi, ou la dose ne sont pas convenables à la maladie que l'on traite. Alors on change le numéro du remède, et, au lieu, par exemple, de l'Anticancéreux 1, on donne l'Anticancéreux 2, ou les autres indiqués dans la liste avec leur spécialité, et, au lieu, par exemple, de l'Antiangioïtique 3, on donne l'Antiangioïtique 2 ou 1.

Il faut que tout le monde sache qu'un remède ou une dose non adaptés, ne peuvent jamais nuire; seulement ils ne donneront pas d'effet.

On peut commencer, comme il a été dit ci-dessus, tous les traitements par l'Antiscrofuleux 1, parce que la psore se trouve dans tous les corps. Mais le traitement doit être continué au moyen des remèdes spéciaux qui sont indiqués pour telle ou telle autre maladie.

Il ne faut jamais laisser les traitements incomplets (spécialement dans les maladies graves) sans danger de rechute. Les femmes, aux époques de leurs règles, ne doivent pas suspendre le traitement. Les remèdes, qui chassent, au moyen des sécrétions, les humeurs corrompues, dans ces temps-là, ont une plus grande efficacité.

En agissant intérieurement et extérieurement, au moyen d'un remède, on obtient un effet plus considérable.

Dans les cas désespérés, au lieu des secondes dilutions, on donne jusqu'à 40 ou 60 globules chaque verre d'eau.

Lorsqu'on a obtenu la guérison, d'un cancer spécialement, il ne faut pas oublier quelle espèce d'ennemi on a combattu et vaincu. Par conséquent on devra prendre, pendant longtemps, 4 ou 6 globules d'Antiscrofuleux 1 aux repas. En outre, même dans le cas que tous les caractères du cancer aient disparu, on doit continuer à faire usage intérieurement et extérieurement d'Antiscrofuleux 1.

Résumé et conclusion

L'expérience a démontré que la seconde dilution, c'est-à-dire un globule dans un litre d'eau bu à petites gorgées, est la plus efficace et la plus économique, parce qu'elle ne coûte qu'un centime, et parce que, au moyen de cette dilution, on peut soigner un hôpital entier, pendant une journée.

L'Électro-homœopathie a deux séries de remèdes radicaux, l'une soigne la lymphe, l'autre le sang.

Les effets que les remèdes donnent à l'intérieur, les donnent aussi à l'extérieur, parce que l'intérieur et l'extérieur sont la même lymphe, le même sang.

Tous les remèdes sont donnés des trois manières déjà indiquées; mais la seconde dilution, bue à petites gorgées, est la meilleure.

Pour les traitements extérieurs : de 90 à 100 globules chaque bain grand ; 20 globules chaque verre pour gargarismes, injections, compresses, etc., pour onctions 5 globules chaque cuillerée d'huile ou d'eau.

Les Électricités ne soignent pas le sang, mais elles viennent en aide aux traitements faits au même sang et agissent plus spécialement sur le système nerveux.

Le bain grand medicamenté au moyen d'Antiscrofuleux 3, ou de Lord, est héroïque pour toutes les maladies.

Pour les évanouissements, coliques, enivrements, dyssenteries, choléra, mal de mer, un globule d'Antiscrofuleux 1 sur la langue fait le prodige ; mais si par un hasard, peu probable, il ne donne pas d'effet, on doit prendre 10 ou 20 globules du même remède.

Dans les cas désespérés, au lieu des secondes dilutions, on administre 40 ou 50 globules chaque verre d'eau, ou bien 40 ou 50 gouttes d'Electricité bleue.

On a vaincu des douleurs continuelles, des apoplexies, des fièvres malignes, en buvant 100 gouttes d'Electricité blanche ou bleue.

L'Electricité bleue arrête les hémorrhagies et cicatrise même les artères. L'Electricité au centre du crâne et à l'occiput donne souvent de grands résultats, parce que le cerveau, étant le centre des deux électricités, agit sur tout le corps.

Le diagnostic, c'est-à-dire la connaissance de la maladie, est très facile au moyen de l'Electrohomœopathie. Si vous avez des palpitations au cœur, des vertiges, des varices, des congestions, de la constipation, des hémorrhoïdes, les extrémités froides, des fourmillements, etc., soignez-vous franchement au moyen des Antiangioïtiques et le bon effet ne manquera pas de se réaliser. Si vous ne vous trouvez pas dans ces conditions, soignez-vous franchement au moyen des Antilymphatiques. Il y a aussi le cas de devoir recourir, soit aux Antiangioïtiques, soit aux Antilymphatiques : ce cas se vérifie seulement dans les infirmités graves, par exemple dans le cancer.

Les douleurs de la matrice, les grossesses des femmes, le prolapsus de l'utérus, les fleurs blanches et toutes les altérations de la matrice se soignent au moyen de l'Anticancéreux 1. L'accouchement laborieux est facilité au moyen du même remède, un globule dans un verre d'eau, bu à petites gorgées, très souvent.

Au fur et à mesure que la maladie diminue, les doses peuvent être augmentées, et être prises intérieurement des trois manières indiquées ci-dessus.

Pour bien soigner, au moyen de l'Electro-homœopathie, il faut se pénétrer de ces idées et de ces règles générales, que j'offre dans le présent vrai et nouveau Vade-Mecum, que j'ai écrit pour le peuple.

MATTEI

SEPTIÈME ÉDITION POUR LE PEUPLE

DU VRAI

VADE-MECUM DE L'ELECTRO-HOMŒOPATHIE

ABRÉGÉ ET RENDU A LA PORTÉE DE QUICONQUE VEUT SE SOIGNER SOI-MÊME

CELUI-CI EST LE VRAI MÉDECIN

Celle qui suit est la vraie médecine

LISTE
DES REMÈDES ÉLECTRO-HOMŒOPATHIQUES

DU COMTE CÉSAR MATTEI DE BOLOGNE

Dispensaire Général à Bologne (Italie), rue Mazzini 46

Directeur : *Mr. PIERRE MIRANDOLA*

Pour toutes les maladies on emploie toujours tous les remèdes à la seconde dilution; l'expérience a démontré que la seconde dilution est généralement plus efficace que la première: elle est aussi plus économique. On obtient la seconde dilution en délayant un globule dans un litre d'eau. Une telle dilution doit être bue à petites gouttes, très souvent. Pour faire les gouttes on trempe une cuiller dans l'eau de la seconde dilution et on la lève perpendiculairement; dans le fond de la cuiller reste une ou plusieurs gouttes. Voilà les gouttes qui doivent être bues très souvent.

Anticancéreux

Cancéreux 1.[r] —

Cancéreux 2.[d] — Il a une action spéciale sur les glandes et pour l'hydropisie.

Cancéreux 3.[e] **(Lord)** — Il a une action spéciale sur les hernies du nombril.

Cancéreux 4.[e] **(Dom-fin)** — Spécialité pour la diphthérie.

Cancéreux 5.[e] **(Lady)** — Spécialités pour les plaies cancéreuses.

Cancéreux 6.[e] —

T. Cancéreux B. — Spécialité pour la rétention de l'urine.

Cancéreux 10.e — Plusieurs cancéreux unis.

Antiscrofuleux

Toujours efficaces dans toutes les maladies, parce que la psore se trouve dans tous les corps

(Traitement qui préserve des maladies)

Scrofuleux 1.[r] — On commence par ce remède presque tous les traitements. Ce remède pris journellement conserve l'appétit, la force, le sommeil tranquille et préserve les corps des contagions. (Voir la relation de la Rév[e] Mère Vismara de Shanghaï, en Chine, publiée sur le *Moniteur de l'Electro-homœopathie* N. 2, du 1.[r] Septembre 1885 et dans les 5.e et 6.e éditions du Vade-Mecum).

Scrofuleux 2.e **(Japon)** — Spécialité pour le choléra. Il est aussi un Fébrifuge.

Scrofuleux 5.e —

Scrofuleux 6.e — Spécialité pour plaies scrofuleuses et cancéreuses.

Scrofuleux 7.e (Marine) — Spécialité pour les maladies des yeux.

Antiangioïtiques

Pour toutes les maladies qui dérivent d'un vice du sang et de la circulation

Angioïtique 1.r — Spécialité pour les paralysies (si d'un vice de la circulation.

Angioït'que 2.d — Spécialité pour les hémorrhoïdes.

Angioïtique 3.e — C'est le plus efficace généralement pour toutes les altérations angioïtiques.

Fébrifuges

Fébrifuge 1.r — Pour toutes les fièvres de quelques qualités qu'elles soient.

Fébrifuge 2.d — Très efficace à l'extérieur en onctions aux hypocondres.

Pectoraux

Pectoral 1.r — Spécialité pour les bronches.

Pectoral 2.d — Spécialité pour cavernes et tubercules.

Pectoral 3.e
Pectoral 4.e } Spécialités pour cattarrhes.

Antivénérien

Ce remède sert pour combattre toutes les formes et tous les degrés de la syphilis. Il prévient aussi la maladie au moyen de bains et au moyen de 15 à 20 globules pris chaque fois.

Vermifuges

Vermifuge 1.r — { Contre toute sorte de lombrics,
Vermifuge 2.d — { vers, ascarides, ténias, tricocéphales.

L'Électricité jaune est aussi héroïquement vermifuge.

Liquides qui ont une action électrique (1)

Jaune	—	Action	négative
Rouge	—	»	posisive
Blanche	—	»	positive
Bleue	—	»	positive
Verte	—	»	négative

(1) La savante Faculté Médicale de Vienne s'étonne parce qu'elle n'est pas capable d'analyser l'Électricité. Comment se peut-il, s'écrie la savante Faculté Médicale de Vienne, nous avons analysé l'Électricité et nous n'y avons rien trouvé de matériel ? Rien du tout. Donc c'est un remède inconnu et secret : par conséquent, il doit être prescrit.

Mais peut-on admettre une telle logique ? Est-ce qu'à Vienne on n'arrive pas à comprendre que ce qui est matériel ne peut pas être Électricité ? Et ce qui *ne se soustrait pas à l'analyse,* parce que c'est matériel, ne peut pas être Electro-homœopathie.

LISTE DE TOUTES LES MALADIES
qui doivent être traitées au moyen des Anticancéreux

NOTE. — Le traitement doit être commencé par le Numéro 1, et, dans les cas graves, on doit toujours alterner le Cancéreux avec l'Angioïtique 3. A l'extérieur, (voir des doses au Chapitre : *traitements extérieurs*) faire usage d'Antiscrofuleux 3 ou de Lord en onctions, compresses et bains autour de la tumeur ou sur la plaie.

Tous ces remèdes doivent être pris, comme il a été indiqué plusieurs fois, toujours à la seconde dilution, laquelle doit être bue à gouttes, très souvent.

A

Angine (inflammation de la membrane de la gorge)
Adénite (inflammation des glandes)
Analgésie (maladie sans douleur)
Abcès froid (tumeur suppurante)

B

Brûlures

C

Chancres
Convulsions
Catarrhe de l'utérus
Cystite (inflammation de la vessie)

D

Diathèse cancéreuse (disposition au cancer)
Diathèse tuberculeuse
Diathèse purulente
Diathèse épithéliale

Diathèse hémorrhagique
Diathèse diphtéritique(1)
Déplacement de l'utérus
Idem du rectum
Idem de la luette

E

Encéphalite (inflammation du cerveau)
Entérite(inflammation des intestins)
Emphysème
Epilepsie (mal caduc)
Epine venteuse

F

Fleurs blanches
Flegmon
Furoncles
Flegmasie des nerfs (inflammation des nerfs).

G

Glandes
Gangrène
Goître
Gommes (enflures et tumeurs provenant de maladies vénériennes)

H

Hystérie(maladie nerveuse de la matrice)
Hypéresthésie (excès de sensibilité)

I

Inflammation des muscles

L

Luxation du fémur spontanée

M

Méningite (inflammation des enveloppes du cerveau)
Myélite (inflammation de la moelle de l'épine)
Mésentérite (inflammation du mésentère)
Morve (catarrhe nasal)

N

Nymphomanie (fureur hystérique)
Nœud hystérique

---

(1) Dans ces diathèses consistent tous les 1,100 noms de cancers décrits par la médecine légale.

O

Orchite (inflammation des testicules)
Ophthalmie blennorrhagique (inflammation de l'urêtre chez l'homme et du vagin chez la femme)
Ovarites

P

Périostite (engorgement de la membrane qui couvre les os).
Prolpapsus de l'utérus (Relaxation).
Pustules malignes
Piqûres d'animaux venimeux.

R

Retirement de muscles

S

Squirrhes (tumeurs dures qui précèdent le cancer)
Spinite (inflammation ou dépérissement de la colonne vertébrale)
Sarcocèle (testicule squirrheux)
Somnambulisme
Spasme vaginal (inflammation de la membrane qui couvre les testicules)
Idem du diaphragme (membrane entre le thorax et le ventre).
Spina ventosa

T

Tumeurs blanches
Testicule syphilitique
Typhoïde (fièvres très graves et typhus).

U

Ulcères, Fistules, Tumeurs morbides, cysti queset grasses

V

Vaginite

Et en général tous les produits de la lymphe corrompue.

LISTE DE TOUTES LES MALADIES

qui doivent être traitées par les Antiscrofuleux. Ce sont les maladies qui proviennent de la psore ou des scrofules, etc.

NOTE. Dans les cas graves on doit toujours alterner l'Antiscrofuleux avec l'Antiangioïtique 3. A l'extérieur il faut faire usage du Scrofuleux 3 ou du Lord pour compresses, onctions et bains.

Tous ces remèdes doivent être pris, comme il a été indiqué plusieurs fois, à la seconde dilution, laquelle doit être bue à gouttes, très souvent.

A

Anorexie (dégoût pour les aliments).
Albuminurie (perte de l'albumine par les urines).
Anémie (pauvreté du sang)
Asthme (si nerveuse).
Asphyxie (manque de respiration).
Atrophie (manque de nutrition).
Acidité d'estomac.
Anaphrodisie (impuissance).
Altération de l'odorat, de l'ouïe.
Aphonie (perte de la voix)
Atrésie (obturation des vases naturels).

B

Balanite (sécrétion maladive du gland).
Blésanite (prépuce)
Baclinie (faim canine).

C

Cachexie(altération générale du corps)
Catarrhe intestinal
Chorée (danse de Saint-Guy).
Céphalalgie(mal à la tête).
Caries (dégât de la substance des os).
Contusions
Congestions
Consomption(phtisie).
Calculs biliaires
Coma(léthargie,sommeil symptôme de maladies graves).

D

Diabète (évacuation précipitée des urines)
Dyssenterie (flux de ventre)

E

Eléphantiasis (Tuméfaction ou épaississement de la peau)
Emotions morales de joie, d'épouvante, de colère, d'ambition, d'amour perdu
Scarlatine fièvre (maladie de la peau compliquée avec l'angine ou la gastrite).
Eczéma(Vésicules et croûtes cutanées).

F

Flux salivaire, lacrymal, coryza(de nez)lactique, de bile, intestinal, d'urine, de sueur, de pus, ds mucus, cholérique indigène, érysipèle. érythème, otite, stomatite, gengivite, uréthrite, blennorrhagie
Furoncles
Flatuosités

G

Goutte aux pieds
Goutte aux mains
Glossite(inflammation de la langue).
Grippe (catarrhe épidémique)
Glaucome (maladie des yeux).
Gommes exostoses
Ganglions (petites tumeurs qui naissent tout près des tendons et des articulations).
Gale (rogne).

H

Hernies
Hernies du nombril
Hydropisie (si de psore).

I

Incontinence d'urine
Insomnie
Indigestions

L

Lupus (maladie du nez)
Lèpre (eczéma)
Lumbago (reins)
Luxation du fémur (si de cause traumatique)
Lithaise (disposition à former des calculs)

M

Maigreur excessive
Mal de mer
Morsure de vipère
Miliaire

N

Néphrite (inflammation des reins).
Nostalgie mélancolie causée par l'éloignement de la patrie)

O

Ophthalmie (maladie des yeux.)
Idem flegmoneuse
Idem syphilitique
Oreillons
Ophthalmie goutteuse

P

Prostatite. (inflammation du prostate).
Pellagre
Parotidie (maladie aux glandes salivaires).
Paralysie du prostate
Pierre (concrétion dans la vessie urinaire.
Polypes (excroissance charnue).
Pores (petits méats).
Pica (adversion aux aliments ordinaires ; l'on mange de la cendre, de la terre, du bois, du chaume, du charbon)

R

Rage (hydrophobie).
Rachitisme

Rogne (gale) maladie contagieuse de la peau.
Rhumatismes (douleurs des muscles)
Rétention d'urine
Ramolissements
Rougeole
Rumination.

S

Scarlatine (maladie de la peau compliquée avec angine ou gastrite)
Scorbut (des gencives)
Spasmes des muscles
Idem de l'œil
Idem de l'anus
Idem de l'œsophage
Idem de la vessie
Idem du diaphragme
Sciatique (névralgie des nerfs sciatiques)
Semi-ankylose
Strangurie (urination douloureuse)
Satyriasis (nymphomanie)

T

Taches
Toutes les arthrites (douleurs articulaires)
Teigne (éruption de pustules à la tête)
Tic douloureux

U

Ulcères syphilitiques, calleuses, chancres, et en général toutes les ulcérations.

LES ALTÉRATIONS

suivantes peuvent être traitées soit au moyen des Antiscrofuleux soit au moyen des Anticancéreux

Aux mêmes doses et de la manière indiquée dans les listes des maladies scrofuleuses et cancéreuses.

A

Acné (inflammation des follicules ou pustules des glandes de la peau)

B

Balanite (sécrétion maladive du gland)
Boutons

C

Cheveux

D

Démangeaison (fort picotement)
Dartres (Taches qui donnent lieu à une grande démangeaison en serpentant la peau)

E

Eczéma, Simple, Rouge — maladie de la peau avec vésicules qui donnent parfois une matière très ardente.

F

Fissures à la peau
Fongus scrofuleux

G

Goutte

I

Impétigo (pustules laissant des plaques jaunâtres)
Icthyose

O

Ongles

P

Pemphigus (fièvre accompagnée de pustules et vésicules)
Pharyngite (inflammation du pharynx. V. Angine)
Polypes scrofuleux
Pustules
Pityriasis (phlogose chronique de la peau de la tête, du visage et des cils)
Psoriasis (plaques squammeuses de la peau)
Poils
Prurit (forte démangeaison)

S

Scrofules (Ecrouelles) engorgements scrofuleux ou cachexiques et tubercules aux glandes lymphatiques)

T

Taches hépatiques

V

Vésicules

LISTE DE TOUTES LES MALADIES

causées par la corruption du sang et par un vice de circulation. Elles doivent être traitées par les Antiangioïtiques

NOTE. — Dans les altérations graves on doit toujours alterner les Antiangioïtiques avec l'Anticancéreux 1 ou avec le Lord, ou bien avec l'Antiscrofuleux 3. Quelquefois l'Antiangioïtique 3 n'est pas supporté intérieurement : alors on l'emploie seulement à l'extérieur, et l'on doit prendre le Lord ou l'Antiscrofuleux 3 à l'intérieur.

Les Antiangioïtiques s'emploient soit à l'intérieur, soit à l'extérieur. Intérieurement, toujours à la seconde dilution. Extérieurement en compresses, onctions, bains, etc. au cœur, à l'aorte, aux hypocondres (1), aux doses déjà indiquées à l'article : *Traitement extérieur*.

A

Asthme (non nerveux).
Apoplexie
Anévrisme (dilatation et rupture des artères)
Andocardite (maladie du cœur)

(1) Voir la table à la fin.

Artérite (inflammation des artères)
Apoplexie pulmonaire.
idem cérébrale
Anasarque (hydropisie générale)
Asthme (si de la circulation)
Amaurose (perte totale ou presque complète de la vue)

C

Cardite (maladie du cœur)
Congestions
Coqueluche (toux des enfants)
Chlorose (jaunisse blanche chez les femmes)
Constipation

D

Dyssentérie sanguine
Dans les blessures arrête les hémorrhagies et cicatrise aussi les *artères*.

E

Epistaxis
Epilepsie (si de vice de circulation)

H

Hydrorachie (hydropisie de la moelle de l'épine)
Hémoptysie (crachement de sang)
Hémorrhoïdes
Hémorrhagie du nez
Hémiplégie (paralysie de la moitié du corps)
Hydropisie (si de péricardite)
Hydropéricardite (hydropisie du péricarde)
Hydrothorax (hydropisie de la poitrine)
Hydrocéphalie (hydropisie de la tête)
Hydroa (pustules qui se manifestent dans la peau en suant)
Hydropisie des reins

M

Mélrorrhagie (pertes utérines)
Mélœna (vomissement de sang venant de l'estomac et de l'intestin)
Menstrues

O

Œdéma (tumeur squirrheuse)

P

Paralysie (si de circulation)
Palpitations (et toutes les autres altérations à la région précordiale et à l'aorte)
Phlébite (inflammation des veines)
Péricardite (inflammation du péricarde)
Péritonite (inflammation du péritoine)
Pléthore(abondance d'humeurs)
Paralysie générale
idem de la face
idem de la langue

R

Rétention des matières fécales

S

Spasmes au cœur
Stérilité (Aménorrhée)
Spinite

T

Tremblement

V

Varices
Vertiges

LISTE DE TOUTES LES MALADIES

Qui doivent être traitées au moyen des Pectoraux

NOTE. — Dans les cas graves on doit toujours alterner le Pectoral 1 avec l'Anticancéreux 1 et l'Antiangioïtique 3 pour l'intérieur. Pour l'extérieur, onctions à la poitrine et au cou, soit avec l'Antiscrofuleux 3, soit avec le Lord, et onctions au cœur, à l'aorte, aux hypocondres avec Antiangioïtique. Pour l'intérieur toujours la seconde dilution bue à gouttes et très souvent.

A

Angine pectoris
idem catarrhale
idem simple
idem érythémateuse
idem maligne ou cancéreuse

C

Catarrhe pulmonaire

D

Diphthérie

G

Gastrite catarrhale

L

Laryngite (inflammation du larynx)

O

Œsophagite (inflammation de l'œsophage)

P

Pharyngite (inflammation du pharynx)

Pleurésie
Pneumonie
Phthisie pulmonaire

R

Refroidissement
Rhumes

S

Spasmes de l'œsophage

T

Tuberculeuse (phthisie pulmonaire)

Fébrifuges

Traitement intérieur seconde dilution, bue très souvent, et dans les cas très graves 40 globules dans un verre d'eau ou 40 gouttes d'Electricité blanche.

Traitement extérieur onctions aux hypocondres de Fébrifuge nouveau, (Voir doses au chapitre : *Traitement extérieur.*)

Les Fébrifuges guérissent les fièvres de quelques qualités qu'elles soient, à savoir :

Ephémères, synoques, typhoïdes, intermittentes éphémères, intermittentes communes, intermittentes irrégulières, larvées, intermittentes pernicieuses, enfin toutes les altérations de quelque forme que ce soit du foie et de la rate.

A

Ascite (hydropisie dans la cavité du péritoine)

D

Dyspepsie (difficulté de digestion)

E

Entéralgie (coliques de toutes les espèces et douleurs intestinales)

Erytême (pustules grandes et rouges de la peau)

G

Gastrite (inflammation de l'estomac)

H

Hépatite(inflammation du foie)
Hypocondrie

J

Jaunisse (altération de l'appareil biliaire)

R

Rougeole (maladie cutanée avec de petites taches rouges)

S

Scarlatine (maladie contagieuse de la peau avec de petites taches rouges accompagnées de fièvre)
Splénite (obstruction et inflammation de la rate)

U

Urticaire (éruption cutanée)

V

Variole

Toujours à la seconde dilution bue à gouttes, très souvent, et dans les cas rebelles, au lieu de la seconde dilution, on administre 40 globules dans un verre d'eau bue à gouttes, très souvent; s'il est nécessaire, on peut aussi administrer 40 gouttes d'Electricité blanche.

Traitement extérieur : onctions aux hypocondres de Fébrifuge 2, et 8 à 10 gouttes d'Electricité blanche ou bleue au centre du crâne.

Vermifuges

Les Vermifuges 1. 2., toujours à la seconde dilution bue à petites gouttes, et très souvent, tuent tous les vers : ténias, tricocéphales, lombrics, ascarides. Même une goutte d'Electricité jaune, sur un morceau de sucre, est un puissant vermifuge.

Liquides qui ont une action électrique et qui s'appellent par conséquent Electricités

Les Docteurs Chazarain et Dècle de Paris ont fait la découverte de la polarité de l'homme, c'est-à-dire, ils ont démontré que le corps humain est à moitié positif et à moitié négatif.

Après de longues études et expériences, ils sont arrivés à pouvoir marquer, comme il est indiqué dans la table ci-après, les parties positives et les parties négatives de l'homme.

Cette découverte explique les méprises de l'Electricité animale appliquée empiriquement et l'importance des Electricités végétales, positives et négatives, lesquelles peuvent être employées, non pas empiriquement, mais rationnellement, au plus grand bienfait des infirmes.

Electricités positives :	—	Electricités négatives:
Rouge	—	**Jaune**
Blanche	—	**Verte** (1)
Bleue	—	

Pour faire usage de l'Electricité, on doit ôter le bouchon au flacon et on doit appliquer le goulot du même flacon, sur le point où l'on ressent la douleur, pendant 8 à 10 secondes.

Quelquefois les Electricités font voir la secousse.

Les positives et les négatives alternées au creux de l'estomac, au sympathique, au plexus solaire, à l'occiput, au centre du crâne et à tous les points où les deux électricités se rencontrent, donnent de la force à tout le corps et à la voix. Aux petits hypoglosses (voir la table à la fin) elles agissent sur les bégayants, mais il faut avoir soin de toucher l'hypoglosse droit avec l'électricité rouge (+ positive) et l'hypoglosse gauche avec la jaune (— négative).

Une douleur de dents est calmée en touchant la mâchoire au point extérieur, où il y a la douleur, avec l'électricité jaune (négative) si la douleur est à gauche, et avec la rouge (positive) si la douleur est à droite.

On guérit la migraine en touchant le nerf qui reste près du petit hypoglosse (voir la table) avec la rouge (positive) au côté droit, et avec la jaune (négative) au côté gauche, selon la partie où la douleur a pris son siège.

(1) Le nom des couleurs donné aux Electricités fut appliqué simplement pour les distinguer entre elles, et non pas dans le but de faire croire d'avoir découvert des Electricités colorées, comme quelques-uns vont insinuant avec malignité, dans leur propre intérêt, pour couvrir de ridicule, s'il était possible, la grande découverte du Comte Mattei.

TABLE DÉMONSTRATIVE DE POLARITÉ

DU CORPS HUMAIN

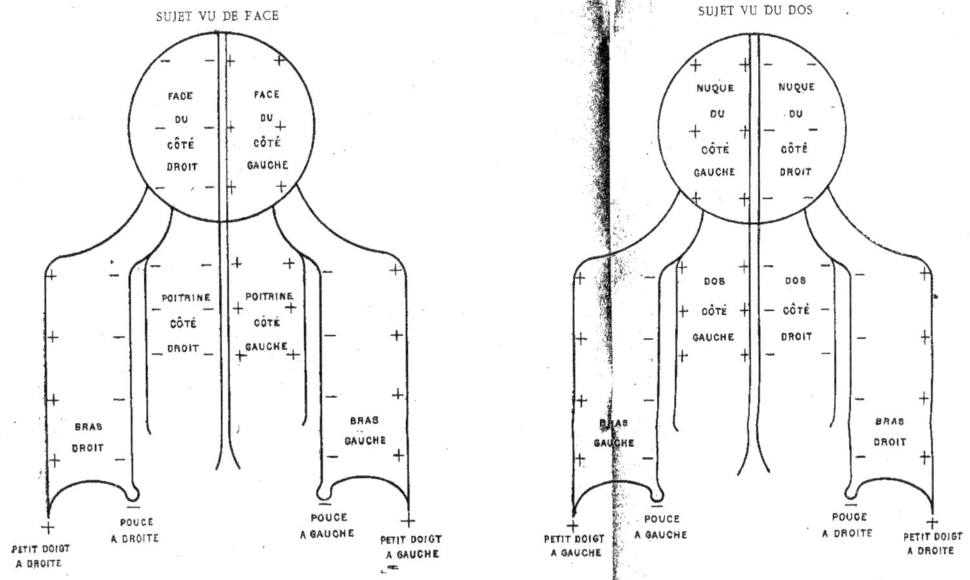

SUJET VU DE FACE

FACE DU CÔTÉ DROIT

FACE DU CÔTÉ GAUCHE

POITRINE CÔTÉ DROIT

POITRINE CÔTÉ GAUCHE

BRAS DROIT

BRAS GAUCHE

POUCE A DROITE

POUCE A GAUCHE

PETIT DOIGT A DROITE

PETIT DOIGT A GAUCHE

SUJET VU DU DOS

NUQUE DU CÔTÉ GAUCHE

NUQUE DU CÔTÉ DROIT

DOS CÔTÉ GAUCHE

DOS CÔTÉ DROIT

BRAS GAUCHE

BRAS DROIT

PETIT DOIGT A GAUCHE

POUCE A GAUCHE

POUCE A DROITE

PETIT DOIGT A DROITE

Les membres inférieurs sont polarisés absolument comme les membres supérieurs. Tout le côté externe est positif. Tout le côté interne est négatif

+ Positif. — Négatif.

Un érysipèle à la face peut être guéri en appliquant à l'occiput la rouge (positive) et la jaune (négative) alternées, et aux sus-orbitaux et aux sous-orbitaux droits la jaune (négative), aux sus-orbitaux et aux sous-orbitaux gauches la rouge (positive). Ceux qui ont peu de pratique de l'Electro-homœopathie doivent consulter la table ci-après, afin d'être bien fixés sur les points à toucher.

La surdité diminue en touchant les trois petits muscles qui sont derrière l'oreille, et au fond de la même oreille, en faisant ouvrir la bouche; avec la positive si aux muscles droits, avec la négative si aux muscles du côté gauche.

Les semi-ankyloses se traitent toujours en touchant les nerfs dans les points les plus proches de la peau; si, par exemple, au genou droit, les nerfs extérieurs avec la jaune (négative) et les nerfs intérieurs avec la rouge (positive) et les nerfs au-dessus et au-dessous du genou avec la positive et la négative alternées, puisque ces deux points sont sur la limite des deux Electricités.

La vue est améliorée et augmente en touchant, avec la positive et la négative alternées, l'occiput; les sus-orbitaux et les sous-orbitaux droits avec la positive (rouge); les sus-orbitaux et les sous-orbitaux gauches avec la négative (jaune).

Pour le coryza, les rhumes, etc., on doit toucher la racine du nez avec la rouge (positive) et avec la jaune (négative) alternées.

On doit traiter la sciatique en touchant, si au côté droit, avec la jaune (négative) au point où sort le nerf sciatique, mais à l'arcade du pied on touche avec l'électricité positive.

Une hémiplégie (paralysie de la moitié du corps)

à droite se traite en touchant l'occiput avec la positive et la négative alternées ; la partie droite de la face avec la rouge (positive) ; la moitié extérieure du bras et de la jambe avec la jaune (négative), et la moitié intérieure du bras et de la jambe avec la rouge (positive).

Le tic douloureux à la face est guéri en touchant avec la jaune (négative) si au côté gauche, avec la rouge (positive) si au côté droit.

Les douleurs à la matrice se calment en touchant les nerfs sacrés (voir la table à la fin) au côté droit avec la rouge (positive), au côté gauche avec la jaune (négative), et au coccyx avec la jaune et la rouge alternées.

L'accouchement laborieux vient aussi facilité et résolu en appliquant aux nerfs sacrés de la manière indiquée ci-dessus. La même méthode doit être adoptée pour traiter l'hystérie.

Le grand sympathique aux côtés de l'atlas (voir la table) qui est un nerf très important, parce que ses ramifications entrent presque dans tous les viscères, doit être touché, comme ci-dessus, c'est-à-dire au côté gauche avec la jaune (négative) et au côté droit avec la rouge (positive).

Pour soulager les douleurs des plaies, des blessures, des contusions, il faut toujours toucher les nerfs qui ont une correspondance avec la partie endolorie et dans les points où les mêmes nerfs sont plus proches de la peau. Si les blessures se trouvent sur la partie intérieure des bras et des jambes, on doit toucher avec la positive (rouge), si sur la partie extérieure avec la négative (jaune). Si les blessures sont au côté droit du thorax, on doit toucher les nerfs avec la positive (rouge) et avec la négative (jaune) si les blessures sont au côté gauche du thorax.

Sur les plaies, blessures ou contusions on peut aussi faire usage de compresses en suivant toujours la méthode indiquée, à savoir d'employer l'électricité positive dans les parties négatives et l'électricité négative dans les parties positives.

Ceux qui ont le malheur d'être infirmes, ou blessés, peuvent remercier le bon Dieu qui a envoyé sur la terre la découverte de la polarité humaine et la découverte de l'Électricité végétale positive et négative qui la complète.

Spécialités héroïques des remèdes

Dom-Fin — Diphthérie.
Antiscrofuleux Japon — **(Antiscrofuleux 2.d)** — Choléra.
Lord — Hernie du nombril.
Anticancéreux 1.r — Accouchements laborieux
Antiscrofuleux 1.r — Mal de mer, pierre, calculs, gravelle.
Antiangioïtique 3.e — Anévrisme.
Antiscrofuleux 3.e — Brûlures, peines &.
Electricité jaune — Tétanos.
Electricité bleue — Vertiges.
Pectoral 1.r — Bronchites.
Pectoral 2.d — Cavernes et tubercules.
Pectoral 2.e — Catarrhes.
Fébrifuge 1.r — Pour toutes les fièvres, même les symptômatiques.
Fébrifuge 2.d — Fisconies.
Antivénérien — Pour toutes les formes des maladies vénériennes; il prévient aussi la maladie, pris, à grandes doses, intus et extra.
Marine — Maladie des yeux.

DISPENSAIRE GÉNÉRAL

DES

REMÈDES ÉLECTRO-HOMŒOPATHIQUES

DU COMTE

CÉSAR MATTEI

rue Mazzini, 46

PALAIS MATTEI A BOLOGNE (Italie)

près de M. PIERRE MIRANDOLA

Prix des remèdes

Antilymphatique . .	globules 100	environ	fr.	1 —
Antiscrofuleux N. 1. .	»	»	»	1 —
idem » 2. .	»	»	»	1 —
idem » 3. .	»	»	»	1 —
idem » 4. .	»	»	»	1 —
idem » 5. .	»	»	»	1 —
idem » 6. .	»	»	»	1 —
Antiscrofuleux Japon .	»	»	»	1 —
Antiangioïtique N. 1. .	»	»	»	1 —
idem » 2. .	»	»	»	1 —
idem » 3. .	»	»	»	1 —
Anticancéreux N. 1. .	»	»	»	1 —
idem » 2. .	»	»	»	1 —
idem » 3. .	»	»	»	1 —
idem » 4. .	»	»	»	1 —
idem » 5. .	»	»	»	1 —
idem » 6. .	»	»	»	1 —
T Anticancéreux B. .	»	»	»	1 —
Anticancéreux N. 10. .	»	»	»	1 —
Antivénérien.	»	»	»	1 —

Fébrifuge N. 1 . . .	globules 100	environ	fr.	1 —
idem » 2 . . .	»	»	»	1 —
Pectoral N. 1 . . .	»	»	»	1 —
idem » 2 . . .	»	»	»	1 —
idem » 3 . . .	»	»	»	1 —
idem » 4 . . .	»	»	»	1 —
Vermifuge N. 1 . . .	»	»	»	1 —
idem » 2 . . .	»	»	»	1 —
Lord	»	»	»	1 —
Dom-Fin	»	»	»	1 —
Marine.	»	»	»	1 —

Liquides qui ont une action électrique

Électricité	**rouge**, positive. . . .	petit flacon	fr.	2
idem	**jaune**, négative. . . .	»	»	» 2
idem	**blanche**, neutre. . . .	»	»	» 2
idem	**bleue**, pour les angioïtiques	»	»	» 2
idem	**verte**, pour les plaies. .	»	»	» 2

Pharmacie de poche contenant la série complète des remèdes francs 45

Les expéditions seront faites après réception du montant des commandes et aux risques et périls des commettants.

Au Dispensaire Général sont aussi en vente tous les livres relatifs à l'Électro-homœopathie, en différentes langues, y compris le nouvel ouvrage en 500 pages : **Médecine Électro-homœopathique ou Nouvelle thérapeutique expérimentale**, au prix de 8 fr., ouvrage recommandé à tous ceux qui veulent se faire une idée complète de la Nouvelle Science Médicale.

Dépôts principaux de l'Electro-homœopathie en Europe

RECONNUS ET AUTORISÉS

ITALIE

Dépôt général des: remèdes Mattei — **Bologne** — M. Pierre Mirandola, rue Mazzini 46, palais Mattei.

Bologne — Pharmacie Tarlazzi. rue Galliera, 62.

idem — Prof[r]. Louis Collina, Place Galilée, 2.

Florence — M[r]. H. Henry Humbert, rue Tornabuoni, 12. Avec faculté de créer des sub-dépôts en Toscane.

Naples — Le même, rue Victoria, 29.

Rome — Pharmacie Serafini, Place Madame, 9. Avec faculté de créer des sub-dépôts dans la ville de Rome.

Palcrme — M[r] l'abbé Salemi, rue Bosco, 35. Avec faculté de créer des sub-dépôts dans la Sicile.

Milan — Madame Orlay de Karwa, rue du Jésus, 14.

Gênes — Madame O. Vignale, Cours Garibaldi, 20.

Turin — Madame E. Veuve Graglia, rue Barbaroux, 3.

FRANCE

PARIS—Mr. Charles Weber, pharmacien de 1re classe, rue St-Honoré 352. Dépôt direct des remèdes Electro-Homœopathiques du comte C. Mattei. Il vend les remèdes avec le timbre du dépôt central de Bologne (marque du château).

Nice — Mr. J. Vigon et Cie, rue Geoffroi, 40.

ALLEMAGNE

Ratisbonne — *Consortium pour l'Elcctro-homœopathie.* Landshuterstrasse, 52. Sous le patronage de la Baronne von Aufsess. Avec faculté de créer des sub-dépôts pour toute l'Allemagne et d'employer son timbre.

ANGLETERRE

Londres — Mr. Emile Wüterich, 6, Baker Street Portman Square W.

Par tout ce qui a été dit dans ce *Vade-Mecum*, il reste clairement démontré que chaque personne qui possède le sens commun, peut se soigner, toute seule, de quelque maladie que ce soit, au moyen de peu de centimes par jour.

Il y a plus de vérité et d'utilité dans ce petit livre que dans tous les ouvrages de médecine de tous les lieux et de tous les temps.

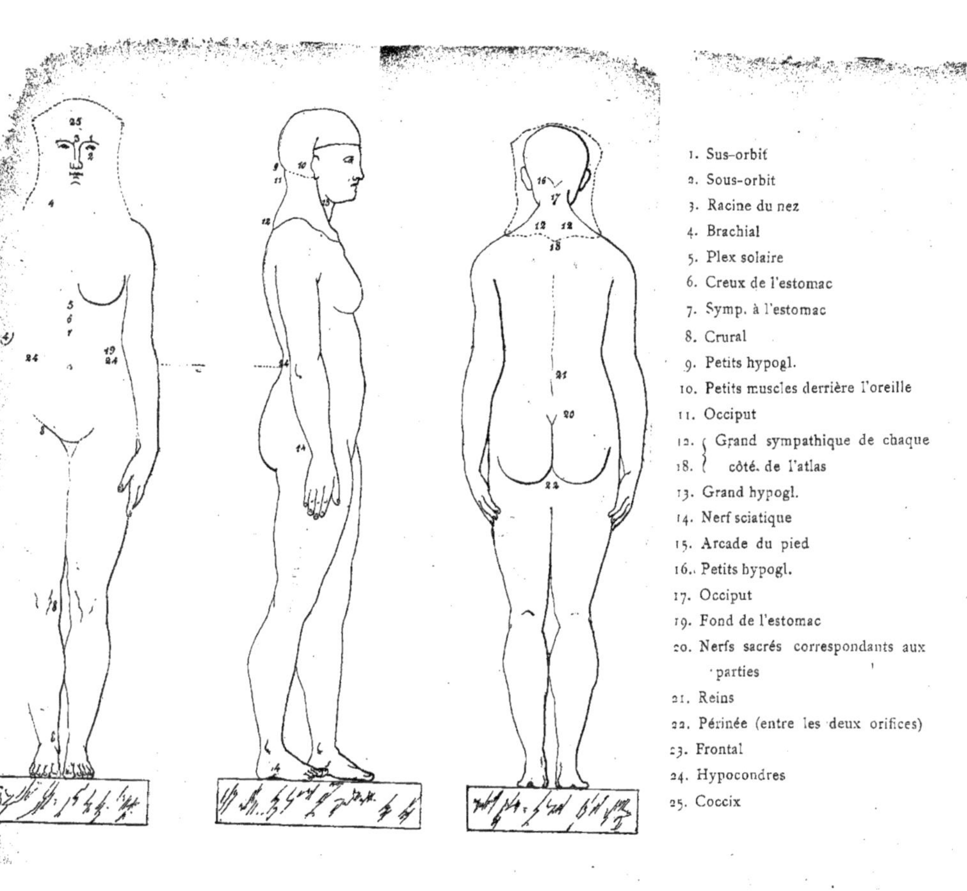
1. Sus-orbit
2. Sous-orbit
3. Racine du nez
4. Brachial
5. Plex solaire
6. Creux de l'estomac
7. Symp. à l'estomac
8. Crural
9. Petits hypogl.
10. Petits muscles derrière l'oreille
11. Occiput
12. } Grand sympathique de chaque
18. } côté de l'atlas
13. Grand hypogl.
14. Nerf sciatique
15. Arcade du pied
16. Petits hypogl.
17. Occiput
19. Fond de l'estomac
20. Nerfs sacrés correspondants aux parties
21. Reins
22. Périnée (entre les deux orifices)
23. Frontal
24. Hypocondres
25. Coccix

Prix du présent Vrai Vade-Mecum

75 centimes

Escompte aux Revendeurs

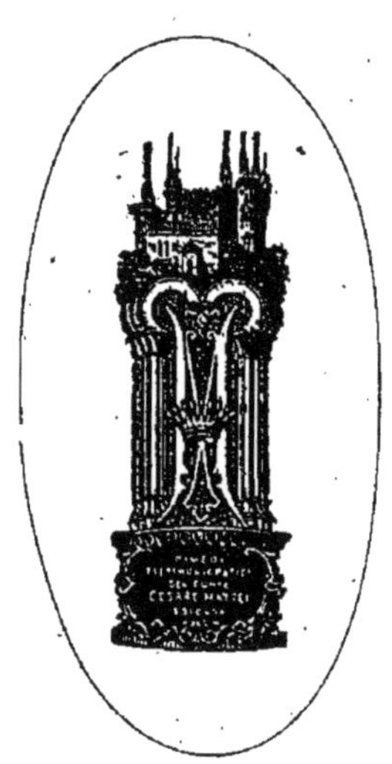

www.ingramcontent.com/pod-product-compliance
Ingram Content Group UK Ltd.
Pitfield, Milton Keynes, MK11 3LW, UK
UKHW020433230726
13925UKWH00004B/1718